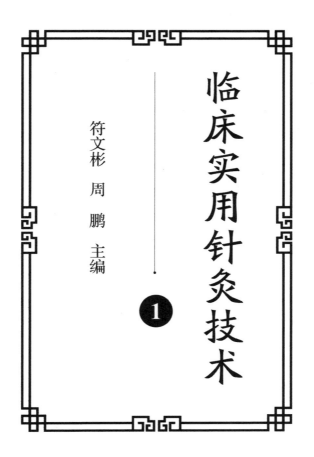

临床实用针灸技术

符文彬　周　鹏　主编

①

U0382917

SPM
南方传媒

广东科技出版社
全国优秀出版社

· 广 州 ·

图书在版编目（CIP）数据

临床实用针灸技术. 1 / 符文彬，周鹏主编. —广州：广东科技出版社，2023.8

ISBN 978-7-5359-8115-8

Ⅰ.①临… Ⅱ.①符… ②周… Ⅲ.①针灸疗法 Ⅳ.①R245

中国国家版本馆CIP数据核字（2023）第132589号

临床实用针灸技术1
Linchuang Shiyong Zhenjiu Jishu 1

出 版 人：严奉强
责任编辑：黎青青　李二云
装帧设计：友间文化
责任校对：于强强
责任印制：彭海波
出版发行：广东科技出版社
　　　　　（广州市环市东路水荫路11号　邮政编码：510075）
销售热线：020-37607413
https://www.gdstp.com.cn
E-mail：gdkjbw@nfcb.com.cn
经　　销：广东新华发行集团股份有限公司
印　　刷：广州市彩源印刷有限公司
　　　　　（广州市黄埔区百合三路8号）
规　　格：787 mm×1 092 mm　1/32　印张2.75　字数50千
版　　次：2023年8月第1版
　　　　　2023年8月第1次印刷
定　　价：388.00元

编委会

本书由以下工作室团队和项目资助出版：

1. 广东省重点领域研发计划——岭南中医药现代化重点专项（2020B1111100007）

2. 岭南司徒铃针灸流派传承工作室

3. 符文彬广东省名中医工作室

4. 广州中医药大学符文彬教授教学名师工作室

5. 石学敏学术思想传承工作室

6. 深圳市政府"医疗卫生三名工程"广东省中医院符文彬教授针灸学团队（SZSM201806077）

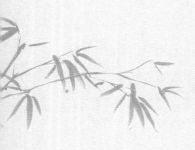

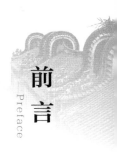

前言
Preface

　　医学在迅速发展，针灸学也日新月异，针灸特色技术和针灸新思维、新理论、新成果层出不穷，在临床中大放异彩。编摄一系列临床实用针灸技术操作视频，让所学者接近临床一线，感触针灸临床应用的魅力和价值，是作者的初心。

　　"临床实用针灸技术"系列图书秉承"传承、创新与应用"理念，以提高临床疗效、掌握操作规范、突出技术要点、保证医疗安全为导向，促进针灸临床特色技术的传承、创新和应用，拓展学者针灸特色技术的视野，更好地为临床应用打下坚实的基础。

　　本书详细介绍了岭南传统天灸技术、司徒氏灸技术、疏肝调神针灸技术、心胆论治针灸技术、精灸技术和司徒氏针挑技术的概述、理论基础、操作规范、技术要点、适应证、临床应用、注意事项和禁忌证等。本书出版，将为岭南针灸医学的传承、应用与发展留下宝贵的财富。全书视频均为符文彬教授演示，学生为助手，影像与文字相结合，增强了实用技术的操作性，让读者更容易掌握操作的要领和临床的应用技巧。

"临床实用针灸技术"系列图书的出版得到广东省中医院、深圳市宝安区中医院和广东科技出版社的支持，在此表示衷心感谢！

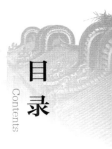

目录
Contents

第二章

司徒氏灸技术

第三章

疏肝调神针灸技术

第四章
心胆论治针灸技术

第五章
精灸技术

第六章

司徒氏针挑技术

第一章

岭南传统天灸技术

一 | **概述**

岭南传统天灸是在岭南地区的自然气候和历史文化条件下发展起来的天灸流派，是以经络腧穴理论及中医时间治疗学为基础，在特定时间将有一定刺激性的中药涂敷于穴位或患处，促使局部皮肤潮红或发泡以治疗全身疾病的灸类技术。

将天灸技术融入岭南文化的古代名医，当属晋代葛洪与鲍姑夫妇。葛洪精通针术，据说三元宫内的针灸经络图碑刻就是他留下的。他的妻子鲍姑精通灸术，发现了越秀山所产的红脚艾的功效，用灸术治疗赘疣，是岭南地区灸法体系的创始人。文献记载二人在岭南居住修道期间，用药物敷贴疗法为当地百姓治病，并著书记录。葛洪所著的《肘后备急方》中就记载了多个使用药物敷贴穴位使之发泡以治疗疾病的验方验案，后世也流传着许多二人行医的佳话。两位著名医学家为天灸技术在岭南地区的传承和推广做出了卓越贡献，也推动了岭南针灸医学的发展。

宋代《针灸资生经》系统阐释了"天灸"技术概念；明代《本草纲目》和清代《张氏医通》《理瀹骈文》等发展了天灸技术内涵；民国岭南名医、岭南传统天灸疗法第一代传承人周仲房通过创建中医学校、编写教材等方式传承发展了岭南传统天灸技术；岭南传统天灸疗法第二代传承人司徒铃结合"时间医学""冬病夏治""夏病冬治"理论发展了岭南传统天灸技术；广东省名中医、岭南传统天灸疗法第三代传承人刘炳权、符文彬率领团队通过开展科学研究、拓展适宜病种、创新药物剂型、完善传承体系等方式，制定天灸行业技术标准，使岭南传统天灸技术成为广东省、广州市非物质文化遗产代表性项目，国家中医药管理局适宜推广项目，相关成果获中华中医药学会科技进步奖。岭南传统天灸技术以广东为核心已辐射到我国广西、海南等23个省市，以及马来西亚、新加坡、澳大利亚、智利等49个国家。

二 ｜ 理论基础

岭南传统天灸技术（图1-1）采用对皮肤有刺激性的药物敷贴于穴位或患处以达到以下作用。

1. 药物的发泡作用

药物敷贴通过对局部皮肤产生强烈刺激，使其充血、潮红，从而达到活血化瘀、化痰散结之效；此外，发泡产生的灼热感可起到温肺化痰、温经散寒、除湿止痛之效。

2. 药物的治疗作用

岭南天灸技术多选用黄芥子、细辛、甘遂、延胡索等辛香走窜药物，这些药物本身具有治疗作用。如《本草经疏》

记载："白芥子味极辛，气温，能搜剔内外痰结及胸膈寒痰，冷涎壅塞者殊效。"其他诸如细辛、附子、生姜等药，性亦多温，具有温经化痰通络的作用。

3. 药物的引经作用

根据药物的归经属性，通过"引经药"使药物直达病所。如《理瀹骈文》强调："膏中用药味，必得通经走络，开窍透骨，拔病外出之品为引。"如黄芥子性温，味辛，归肺经，具有温肺豁痰利气、散结通络止痛的功效，主治寒痰咳嗽、胸胁胀痛、痰滞经络、关节麻木疼痛、痰湿流注、阴疽肿毒等病症；细辛味辛，性温，归心、肺、肾经，具有祛风散寒、通窍止痛、温肺化饮的功用，《本草经疏》言"细辛，……辛则横走，温则发散，故主咳逆……百节拘挛，风湿痹痛，死肌"。

4. 经脉腧穴的作用

《灵枢·海论》载："夫十二经脉者，内属于脏腑，外络于肢节。"经脉是联络沟通人体体表与内脏的通道。《素问·皮部论》载："凡十二经络脉者，皮之部也。是故百病之始生也，必先于皮毛。"十二皮部与人体经络、脏腑联系密切。皮部、腧穴不仅是气血输注的部位，也是邪气所客之处所，是天灸防治病邪的关键所在。岭南天灸技术正是通过药物对腧穴的刺激作用以通经脉、调气血，使阴阳归于平衡，脏腑趋于和调，以此达到扶正祛邪、预防保健的目的。

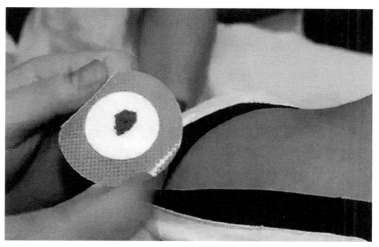

图1-1　天灸敷贴

三伏天是全年中气候最炎热、阳气最旺盛的阶段，为温煦肺经阳气、驱散内伏寒邪的最佳时机。它在五行中与肺同属金，就是说肺部疾病在庚日治疗效果最佳，而且在这一阶段人体肌肤腠理开泄，经络气血流通，人体之阳气可充分得天阳之助，使天灸膏更易透皮吸收。天灸膏通过对穴位的刺激放大效应，增强经络的传导作用，从而对肺、脾、肾等脏腑功能起到良好的调节作用，达到祛寒、逐痰、补肺、健脾、益肾、平喘功用，进而增强机体免疫功能、抑制机体过敏反应，达到预防和减少疾病发作的目的。

三伏天岭南传统天灸技术的研究结果表明，其是通过药物对穴位的刺激作用，使药物透皮吸收，从而对肺系相关病症、痛症、胃肠病症、抑郁相关病症等起到治疗作用。

三 | 常用的药物

1. 蒜

性味归经：辛，温；归脾经、胃经、肺经。

功能主治：解毒杀虫，消肿，止痢，辟邪温经，健脾开胃；主治霍乱吐泻，胃痛，腹痛，消化不良。

2. 生姜

性味归经：辛，微温；归肺经、脾经、胃经。

功能主治：解表散寒，温中止呕，化痰止咳；主治风寒感冒，胃寒呕吐，寒痰咳嗽。

3. 葱白

性味归经：辛，温；归肺经、胃经。

功能主治：发汗解表，散寒通阳；主治风寒感冒，阴寒腹痛，二便不通，痢疾，疮痈肿痛，虫积腹痛。

4. 胡椒

性味归经：辛，热；归胃经、大肠经。

功能主治：温中散寒，下气，消痰；主治胃寒呕吐，腹痛泄泻，食欲不振，癫痫痰多。

5. 醋

性味归经：酸、苦，温；归肝经、胃经。

功能主治：散瘀，止血，解毒，杀虫；主治产后血晕，癥瘕癥瘕，黄疸，黄汗，吐血，衄血，大便下血，阴部瘙痒，痈疽疮肿，鱼肉菜毒。

6. 黄芥子

性味归经：辛，温；归肺经。

功能主治：温肺化痰，利气散结，通络止痛；主治咳喘痰多，胸满胁痛，胃寒吐食，肢体麻木，寒湿痛痹，瘰疬，湿痰流注，阴疽肿毒。

7. 延胡索

性味归经：辛、苦，温；归心经、肝经、脾经。

功能主治：活血，行气，止痛；主治胸痹心痛，胁肋、脘腹诸痛，痛经，经闭，产后瘀血腹痛，跌打损伤。

8. 鹅不食草

性味归经：辛，温；归肺经、肝经。

功能主治：通鼻窍，止咳；主治风寒头痛，咳嗽痰多，鼻塞不通，鼻渊流涕。

9. 墨旱莲

性味归经：甘、酸，寒；归肝经、肾经。

功能主治：补肝肾阴虚，凉血止血；主治偏正头痛，疟疾，尿血，风火牙痛。

10. 大黄

性味归经：苦，寒；归胃经、大肠经、肝经。

功能主治：泻热毒，破积滞，行瘀血；主治实热便秘，谵语发狂，食积痞满，痢疾初起，里急后重，瘀血闭经，癥瘕积聚，时行热疫，暴眼赤痛，吐血，衄血，阳黄，水肿，痈疡肿毒，疔疮，烫火伤。

11. 威灵仙

性味归经：辛、咸，温；归膀胱经。

功能主治：祛风湿，通经络，消痰水，治骨鲠；主治痛风，风湿痹痛，肢体麻木，腰膝冷痛，筋脉拘挛，屈伸不利，脚气，癥瘕积聚，破伤风，扁桃体炎，诸骨鲠。

12. 丁香

性味归经：辛，温；归脾经、胃经、肾经。

功能主治：温中降逆，散寒止呕，温肾助阳；主治胃寒痛胀，呃逆，吐泻，痹痛，疝气，口臭，牙痛。

13. 肉桂

性味归经：辛、甘，热；归肾经、脾经、心经、肝经。

功能主治：补火助阳，散寒止痛，温经通脉；主治阳痿，宫冷，心腹冷痛，虚寒吐泻，闭经，痛经。

14. 细辛

性味归经：辛，温，有小毒；归肺经、肾经、心经。

功能主治：祛风解表，散寒止痛，温肺化饮，通窍；主治外感风寒，头痛，牙痛，风寒湿痛，痰饮咳喘，鼻塞鼻渊。

15. 吴茱萸

性味归经：辛、苦，热，有小毒；归肝经、脾经、胃经、肾经。

功能主治：散寒止痛，疏肝降逆，助阳止泻；主治头痛，寒疝腹痛，寒湿脚气，痛经，脘腹胀痛，呕吐吞酸，五更泄泻。

16. 天南星

性味归经：苦、辛，温，有毒；归肺经、肝经、脾经。

功能主治：燥湿化痰，祛风止痉，散结消肿；主治顽痰咳嗽，风痰眩晕，中风痰壅，口眼㖞斜，半身不遂，癫痫，惊风，破伤风；生用外治痈肿，蛇虫咬伤。

17. 甘遂

性味归经：苦，寒，有毒；归肺经、肾经、大肠经。

功能主治：泻下逐饮，消肿散结；主治水肿，腹水，支饮，喘咳，大小便不通。

四 ｜ 药物的加工

药物的加工流程为配药→清洗→粉碎→过筛→混合。依照处方配药，用清水清洗后晾干，将药物粉碎成细末，然后以60～80目的细筛筛过，混合拌匀而成。使用时取药散适量，以姜汁调和成药饼后置于胶布上敷贴于穴位或患处。

五 | 选穴原则

按照辨证施治原则，一般选取背部膀胱经、督脉，腹部脾经、胃经、任脉穴位为主，必要时配合四肢穴位，一般选 8～12个穴位。

六 | 时间的选择

时间一般选择三伏天及三九天，根据需要，也可平时敷贴治疗。

1. 三伏天

三伏天分为初伏、中伏、末伏。夏至后第3个庚日为初伏，第4个庚日为中伏，立秋后第1个庚日为末伏。

2. 三九天

以冬至这一天为"一九"，又称"初九"，相隔九天为"二九"，再隔九天为"三九"。

三九天灸技术是三伏天灸技术的补充，两者相互配合，相得益彰。

七 ｜ 操作规范

操作规范见图1-2。

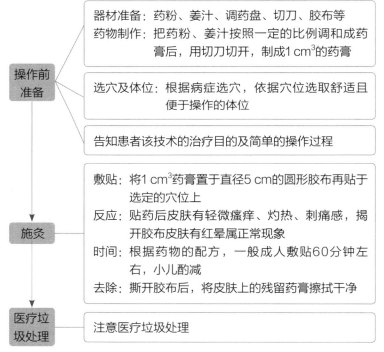

图1-2 岭南传统天灸技术操作规范

八 ｜ 技术要点

（1）药物的精细加工是疗效的基础。

（2）药物配伍的比例是疗效的保证。

（3）穴位配伍、定位准确是疗效的关键。

（4）敷贴时间的把握是治疗安全的保障。

（5）皮肤渗透剂的选择会影响药效。

九 ｜ 适应证

1. 肺系相关病症

慢性支气管炎、支气管哮喘、过敏性鼻炎、虚人感冒、慢性阻塞性肺气肿、慢性咳嗽等。

2. 胃肠病症

慢性结肠炎、功能性腹胀、慢性胃炎、反流性胃炎、胃动力性疾病、便秘等。

3. 痛症

颈椎病、腰椎间盘突出症、腰肌劳损、膝骨关节炎、网球肘、肩周炎等。

4. 抑郁相关病症

抑郁障碍、焦虑障碍、睡眠障碍、阈下抑郁、慢性疲劳综合征、产后抑郁等。

5. 其他病症

肥胖症、遗尿、慢性盆腔炎、乳腺增生等。

十 ┃ 临床应用

1. 支气管哮喘

适 应 证：哮喘发作期的辅助治疗或缓解期治疗。

主　　穴：定喘、肺俞、心俞、天突、中脘、脾俞。

配　　穴：风寒外袭证加风门，痰浊阻肺证加滑肉门，
　　　　　肺气不足证加气海、足三里，肺肾气虚证加
　　　　　肾俞、关元，脾气亏虚证加大横。

操作方法：按操作规范执行。

2. 过敏性鼻炎

适 应 证：鼻炎发作期及缓解期。

主　　穴：大椎、肺俞、心俞、胆俞、中脘、肾俞。

配　　穴：肺虚感寒证加风门，脾气虚弱证加足三里，
　　　　　肾阳亏虚证加关元。

操作方法：按操作规范执行。

3. 膝骨关节炎

适 应 证：各证型的膝骨关节炎。

主　　穴：内外膝眼、阴陵泉、阳陵泉、水分、脾俞、
　　　　　膀胱俞。

配　　穴：气滞血瘀证加血海，风寒湿痹证加风门，痰

湿阻络证加大横，肝肾不足证加肾俞。

操作方法：按操作规范执行。

4. 抑郁障碍

适 应 证：轻、中度抑郁障碍。

主　　穴：肺俞、膈俞、肝俞、胆俞、鸠尾、中脘、气海。

配　　穴：肝气郁结证加期门，气郁化火证加曲池，痰气郁结证加脾俞，心脾两虚证加心俞、脾俞，心肾不交证加心俞、肾俞，心虚胆怯证加心俞。

操作方法：按操作规范执行。

5. 消化不良

适 应 证：消化不良。

主　　穴：膈俞、胃俞、中脘、大横、足三里。

配　　穴：脾虚气滞证加脾俞、气海，肝胃不和证加肝俞，脾胃湿热证加阴陵泉，脾胃虚寒证加脾俞，胃胀明显者加建里、滑肉门，恶心呕吐者加内关。

操作方法：按操作规范执行。

6. 颈椎病

适 应 证：颈椎病。

主　　穴：颈百劳、大椎、肩中俞、中脘、心俞、胆俞。

配　　穴：风寒湿证加风门，气滞血瘀证加膈俞，痰湿阻络证加脾俞，肝肾不足证加肾俞、肝俞，气血亏虚证加足三里。

操作方法：按操作规范执行。

7. 不寐

适 应 证：不寐。

主　　穴：魄户、神堂、魂门、中脘、下脘、气海、关元、命门。

配　　穴：心脾两虚证加心俞、脾俞，心肾不交证加心俞、肾俞，心胆气虚证加心俞，痰湿证加足三里，焦虑症加肾俞、命门，更年期综合征加次髎、子宫。

操作方法：按操作规范执行。

8. 阈下抑郁

适 应 证：阈下抑郁。

主　　穴：四花穴（膈俞、胆俞）、脾俞、肝俞、中脘。

配　　穴：脾气虚证加章门，心气虚证加心俞，肾气

虚证加肾俞，肺气虚证加肺俞，肝气虚证
加期门。

操作方法：按操作规范执行。

十一 | 注意事项

（1）贴药时皮肤应保持干燥，贴药后不宜剧烈活动，以免出汗致药膏脱落。

（2）贴药后局部皮肤出现红晕属正常现象，部分可出现较小的皮肤水泡，无明显不适可不予处理。

（3）贴药后若出现瘙痒、灼热、刺痛等症而难以忍受，应尽快去除膏药，避免搔抓致皮肤破损。

（4）若局部皮肤出现较大水泡溃破应保护创面，必要时给予外科处理。

（5）贴药当日戒酒、海鲜、牛肉、芋头、花生等物，并避免进食生冷、辛辣食品。

十二 | 禁忌证

（1）局部皮肤溃疡。

（2）对于药物刺激皮肤过敏明显。

（3）发热。

（4）妊娠。

（5）严重的肝肾功能不全，糖尿病血糖控制不佳。

十三 | 推荐阅读

［1］许能贵，符文彬. 临床针灸学［M］. 北京：科学出版社，2015.

［2］符文彬，许能贵. 针灸临床特色疗法［M］. 北京：中国中医药出版社，2011.

［3］符文彬，徐振华. 岭南传统天灸疗法［M］. 北京：人民军医出版社，2013.

［4］符文彬，徐振华. 岭南天灸疗法精要［M］. 广州：广东科技出版社，2020.

［5］符文彬，徐振华. 针灸临床特色技术教程［M］. 北京：科学出版社，2016.

第二章

司徒氏灸技术

一 | 概述

司徒氏灸技术是岭南著名针灸大师司徒铃在长期的临床实践中形成的、具有完整理论体系的灸类技术。司徒铃教授临证善用灸术，对艾草选用、艾绒加工、艾灸方法、适应证、禁忌证及注意事项均有其独特见解。他重视古籍经典，临证注重经脉脏腑辨证、倡用循经取穴、善用背俞穴疗痼疾，在治疗顽症、急症、痛症方面颇具心得。他强调：当灸不灸，留邪以成痼疾；不当灸而灸，未免焦伤筋骨。

二 | 理论基础

1. 注重经脉脏腑辨证

司徒铃教授在针灸临证中，按辨证施治的原则进行。先通过四诊，运用经脉、脏腑、八纲辨证，分析病情，确定病属何经、何脏腑，并辨明疾病的性质，属寒热虚实哪一类，以做出诊断，并分清标本缓急，抓住主要矛盾，确定治则。然后依照治则，结合腧穴主治作用，进行临床取穴配合，组成处方，采用灸法。他根据《灵枢·经脉》所述十二经脉各经"是动病""所生病"的虚实证候，归纳认为"是动病"是该经受某种刺激因素干扰，导致经气变动而产生一系列证候。这些证候，不但表现为经脉所过的病变，而且还表现为经气变动而波及所属脏腑产生的病症，治疗上多选本经五输穴，以调整气机逆顺。而"所生病"是出于各种因素影响，形成了经脉脏腑的阴阳虚实偏盛而产生的证候，它与"是动病"有本质区别，治疗除用本经腧穴外，还需要结合其他配穴法，如俞募配穴法、子母经取穴法及表里配穴法等。

2. 倡用循经取穴

司徒铃教授在取穴方面，以"经脉所过，主治所及"为客观依据，治病按循经取穴。其认为循经取穴是在脏腑经脉理论指导下进行的，包括循本经取穴、循他经取穴、循多经取穴。循本经取穴有循经取穴法、循经远取五输穴法。循他经取穴是由于经络相互沟通成联系的整体，当某一脏腑经脉发病，累及他经他脏腑，治疗可不限用本经穴，而常配合有关经穴治疗。循多经取穴是针对某种疾病本身属于多经病变，如《素问·阴阳别论》所述"三阴三阳发病，为偏枯萎易，四肢不举"，当循多经取穴时用灸法。

3. 善用背俞穴疗痼疾

背俞穴是五脏六腑之气输注于背部的一些特定穴，是内脏与体表联系的部位，它具有反映内脏疾病和治疗相应内脏疾病的特异性。司徒铃教授根据文献记载，认为背俞穴除五脏六腑背俞穴外应包括膈俞，并且在运用背俞穴治病的方法上，常用灸法治疗疑难病症，如哮喘、噎膈、血管性头痛、慢性前列腺炎、癫痫等。

4. 灸料选用及加工

《孟子·离娄上》有"七年之病，求三年之艾"的记载，指出陈艾可以用来治疗旧疾。司徒铃教授秉承选用陈艾疗疾的原则，临证之时亦注重灸料的加工，他将粗糙的艾绒放在竹盘之上，不断用手推磨，以求筛选出细软金黄、内无杂质、干燥易燃、灸时少烟、热度虽高而火力温和的上乘灸料。

5. 艾灸的方法和艾炷的大小

司徒铃教授在临床上使用直接艾炷灸（麦粒灸，图2-1）、悬灸较多，他强调艾炷大小、灸度灸量的控制当有标准，他认为病有新久，体有强弱，部位有宜忌先后多少。如新病艾炷宜大宜多，逐渐而小而少；久病艾炷宜小宜少，逐渐增大增多；头面胸肋部宜小宜少，腹部腰臀部宜大宜多，四肢末梢可酌量中等。艾炷的大小，古法规定小炷如麦粒，大如毛枣核，但临证之时，艾炷之大小、用量之多寡，都需要辨证施治，勿太过或不及，要以适合病症为原则。

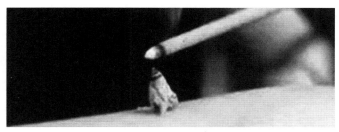

图2-1　艾炷灸

三 ｜ 操作规范

操作规范见图2-2。

操作前 准备	器材准备：黄金艾绒、线香、镊子、万花油、打火机、棉签、盛灰碟等 艾炷的制备：用艾绒制作成底面直径5 mm、高6 mm的圆锥形艾炷
	选穴及体位：根据病情选择不同的穴位，选取舒适且便于操作的体位
	告知患者该技术的治疗目的及简单的操作过程
施灸	放置艾炷：用棉签蘸取万花油涂在穴位上，将艾炷放在穴位上 点燃艾炷：以燃烧的线香点燃艾炷尖端，任其自燃，待患者诉有灼痛感时用镊子夹起，易炷再灸，每穴施灸5～7壮；若采用发泡灸则任艾炷燃尽，除去艾灰，易炷再灸
医疗垃圾处理	注意医疗垃圾处理，及时熄灭线香和艾灰

图2-2　司徒氏灸技术操作规范

四 ┃ 技术要点

（1）艾绒精细。

（2）艾炷大小适中。

（3）注意灸量。

（4）把握灸度。①轻度：艾炷燃烧1/2，灸至皮肤红晕。②中度：艾炷燃烧2/3，灸至皮肤潮红。③重度（发泡）：艾炷燃尽，穴位发白或发泡。

五 ┃ 适应证

1. 心脑病症

小脑共济失调、周围神经损伤、精神分裂症、脑卒中后偏瘫、帕金森病、截瘫、重症肌无力、面神经麻痹等。

2. 痛症

偏头痛、紧张性头痛、颈椎病、肩周炎、腕管综合征、癌性疼痛、坐骨神经痛、腰椎间盘突出症等。

3. 脾胃病症

呃逆、慢性结肠炎、肠易激综合征、慢性胃炎、贲门失弛症等。

4. 妇产科病症

月经不调、功能性子宫出血、痛经、子宫肌瘤、多囊卵巢综合征、压力性尿失禁、胎位不正等。

5. 其他病症

支气管哮喘、慢性前列腺炎等。

六 | 临床应用

1. 支气管哮喘

适 应 证： 急、慢性支气管哮喘缓解期。

主　　穴： 定喘、肺俞、天突、中脘、鸠尾、滑肉门、膈俞。

配　　穴： 外寒内饮证加风门，痰浊阻肺证加脾俞，肺气虚寒证加关元、足三里，阴虚肺燥证加鱼际、照海，肺肾两虚证加肾俞、中府，脾肾阳虚证加章门、关元。

操作方法： 按操作规范执行。

2. 运动神经元病

适 应 证： 运动神经元病的各种症状。

主　　穴： 五脏俞、命门、大椎、至阳、内关、肩髃、足三里。

配　　穴：脾胃虚弱证加胃俞，肝肾亏虚证加神阙，瘀
　　　　　阻脉络证加章门，四肢肌肉进行性萎缩者加
　　　　　胃俞，伴吞咽、构音障碍者加天突、风池、
　　　　　通里。

操作方法：按操作规范执行。

3. 慢性前列腺炎

适 应 证：慢性前列腺炎。

主　　穴：脾俞、膀胱俞、水分、气海、关元、水道、
　　　　　涌泉。

配　　穴：寒湿明显者加阴陵泉，肾气不足者加肾俞。

操作方法：按操作规范执行。

4. 癌性疼痛

适 应 证：各种癌性疼痛。

主　　穴：肺俞、肝俞、脾俞、肾俞、中府、期门、京
　　　　　门、章门、承山。

配　　穴：气滞证加气海，血瘀证加膈俞，痰湿证加中
　　　　　脘，热毒证加曲池，痰凝证加关元，气血两
　　　　　亏证加足三里，肝癌者加中都，肺癌者加孔
　　　　　最，胰腺癌者加地机，胆管癌者加胆囊穴，
　　　　　胃癌者加梁丘，乳腺癌者加天宗、手三里，

子宫癌者加公孙、地机。

操作方法：按操作规范执行，多用重度灸。

5. 白细胞减少症

适 应 证：放疗、化疗后白细胞减少症。

主　　穴：膏肓、肺俞、脾俞、肾俞、关元、足三里、悬钟。

配　　穴：肝气郁结证加肝俞，心肾不交证加命门，脾气虚弱证加大包、章门。

操作方法：按操作规范执行。

6. 术后胃肠功能紊乱

适 应 证：术后胃肠功能紊乱。

主　　穴：胃俞、中脘、大肠俞、天枢、上巨虚。

配　　穴：气虚血瘀证加膈俞、大杼，痰热错杂证加四花穴，气滞血瘀证加章门、肺俞。

操作方法：按操作规范执行。

七 | 注意事项

（1）直接灸可产生灼热痛，可在施灸腧穴四周轻轻拍打以减轻疼痛。

（2）发泡灸注意保持局部清洁，防止感染。

（3）背腹、四肢肌肉丰厚处可多灸，头面、四肢末端可少灸。

八 ｜ 禁忌证

（1）实热证、阴虚火旺证。

（2）糖尿病血糖控制欠佳、合并末梢神经病者的四肢末端。

（3）局部疮疡、溃烂者。

（4）妊娠期妇女的腰骶部、下腹部。

九 ｜ 推荐阅读

［1］符文彬. 司徒铃针灸医论医案选［M］. 北京：科学出版社，2012.

［2］符文彬，谢金华. 司徒铃教授运用背俞穴治病经验［J］. 北京中医药大学学报，1995（4）：52–53.

［3］符文彬. 司徒铃学术精华与临床应用［M］. 广州：广东科技出版社，2021.

第三章

疏肝调神针灸技术

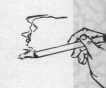

一 ｜ 概述

疏肝调神针灸技术是治疗以"肝失疏泄，脑（心）神失调"为主要病机的一类病症的针灸技术，其为符文彬教授在传承大师学术思想基础上，精研医学典籍，形成的具有岭南特色的理论创新成果。世界卫生组织（WHO）指出，21世纪抑郁症将成为位居世界第一位的精神心理疾患。

抑郁症属中医学"郁病"范畴。一般认为其病机主要为肝失疏泄，导致脾失健运，心失所养，脏腑、阴阳、气血失调而致郁病。符文彬教授在系统整理古代调神、调肝理论的基础上，通过进一步的临床实践和总结，提出郁病的病机为"脑神失调，肝失疏泄"，突出脑与肝在郁病发病中的重要地位，确定了"疏肝调神"针灸治疗郁病的原则。他认为，脑（心）主神明、肝主疏泄，脑、肝共同调畅气机、调节情志，故各种内外因素刺激，使情志内伤，脑（心）神失调，肝失疏泄，初期表现为肝郁气滞证，久郁则诸脏失安，形成肝郁气滞证、肝郁脾虚证、肝郁痰阻证、肝郁肾虚证等。

二 ｜ 理论基础

人体的功能活动，如肺气的宣发与肃降、肝气的升发与疏泄、脾气的升清与胃气的降浊、心火的下降与肾水的上升等，都是脏腑气机升降运行的具体表现。肝处中焦，其气疏畅发泄，能上通下达，旁调中州，疏畅内外，无处不至，为三焦一身气机升降出入之枢纽。《血证论》曰："三焦之源，上连肝胆之气。"《读医随笔》认为："凡脏腑十二经之气化，皆必藉肝之气化以鼓舞之，始能调畅而不病。凡病之气结、血凝、痰饮、跗肿、臌胀、痉厥、癫狂、积聚、痞满、眩晕、呕吐、哕呃、咳嗽、哮喘、血痹、虚损，皆肝气之不能舒畅所致也。"《医碥》有"百病皆生于郁。而木郁是五郁之首，气郁乃六郁之始，肝郁为诸郁之主"。《石室秘录》认为："论此症（痛症）满身上、下、中央俱病矣，当先治肝为主，肝气一舒则诸症自愈。"这说明肝气不畅可导致诸多疾病，如痰饮、瘀血、郁证、疼痛等，故《读医随笔》指出"医者善于调肝，乃善治百病"。

符文彬教授认为，疏肝是调神的基础，调神能更好地疏肝，二者不可分割。疏肝的本质为调气，通过改善肝的疏泄功能，帮助一身气机恢复正常运行，从而保护脑（心）神不再继续受扰，得以正常完成意识与思维活动。调神的重点在心脑，《黄帝内经》曰："心者，君主之官也，神明出焉。"《医学衷中参西录》明确"人之元神在脑，识神在心，心脑息息相通"。因脑为神明之府，心为五脏六腑之大主，心脑能调节脏腑功能，处理情志变化，协调形体平衡。故调心脑之神是为进一步协调五脏六腑，使机体维系正常生命活动。心脑之神受保护则肝主疏泄功能更加完善，进而实现良性循环。疏肝调神是从整体观出发，调节整个机体，使机体保持统一性和完整性，即"神动则气行，气畅则神安"。

三 ｜ 常用穴位及基础治疗方案

1. 常用穴位

常用穴位，如百会、印堂、水沟、承浆、廉泉、合谷、太冲、心俞、厥阴俞、肝俞、神堂、魂门、魄户、期门、大敦、行间、神门、大陵等；耳穴如心、肝、胆、神门、脑等。

2. 基础治疗方案

（1）针刺：百会、印堂、四关穴（合谷、太冲）、引气归元（中脘、下脘、气海、关元）。

（2）精灸：膈俞、胆俞、涌泉。

（3）埋针或刺络：心俞、肝俞或神堂、魂门。

四 ｜ 操作规范

操作规范见图3-1。

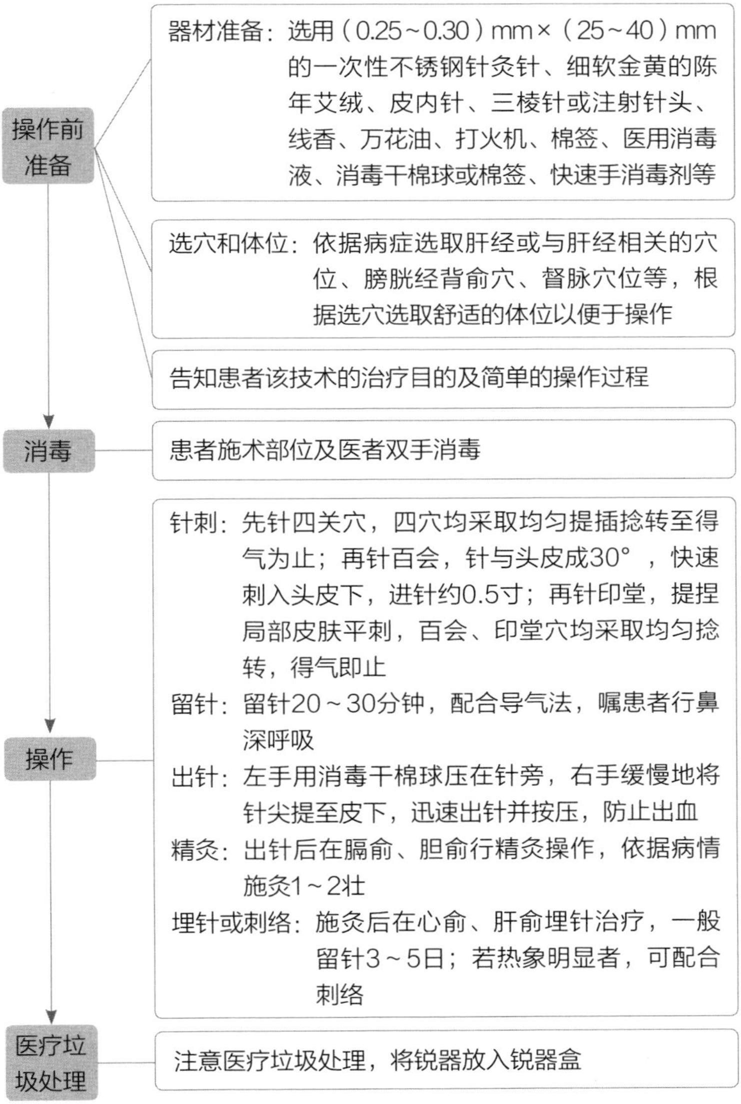

操作前准备
└─ 器材准备：选用（0.25～0.30）mm×（25～40）mm的一次性不锈钢针灸针、细软金黄的陈年艾绒、皮内针、三棱针或注射针头、线香、万花油、打火机、棉签、医用消毒液、消毒干棉球或棉签、快速手消毒剂等

└─ 选穴和体位：依据病症选取肝经或与肝经相关的穴位、膀胱经背俞穴、督脉穴位等，根据选穴选取舒适的体位以便于操作

└─ 告知患者该技术的治疗目的及简单的操作过程

消毒 ── 患者施术部位及医者双手消毒

操作
├─ 针刺：先针四关穴，四穴均采取均匀提插捻转至得气为止；再针百会，针与头皮成30°，快速刺入头皮下，进针约0.5寸；再针印堂，提捏局部皮肤平刺，百会、印堂穴均采取均匀捻转，得气即止

├─ 留针：留针20～30分钟，配合导气法，嘱患者行鼻深呼吸

├─ 出针：左手用消毒干棉球压在针旁，右手缓慢地将针尖提至皮下，迅速出针并按压，防止出血

├─ 精灸：出针后在膈俞、胆俞行精灸操作，依据病情施灸1～2壮

└─ 埋针或刺络：施灸后在心俞、肝俞埋针治疗，一般留针3～5日；若热象明显者，可配合刺络

医疗垃圾处理 ── 注意医疗垃圾处理，将锐器放入锐器盒

图3-1 疏肝调神针灸技术操作规范

五 ┃ 技术要点

（1）严格按照顺序针刺。

（2）行针至有针感后行导气法。

（3）把握灸度、灸量。

（4）巧用背俞穴，可埋针或刺络。

六 ┃ 适应证

1. 抑郁相关病症

阈下抑郁、抑郁障碍、焦虑障碍、睡眠障碍、双相障碍、慢性疲劳综合征、经前期紧张综合征、产后抑郁、围绝经期综合征、肠易激综合征、神经性厌食等。

2. 疼痛类病症

紧张性头痛、胃脘痛、胁痛、心痛、痛经、癌性疼痛等。

3. 脑病

颤证、中风、面瘫、面肌痉挛等。

4. 其他病症

高血压、血糖不稳定等。

七 | 临床应用

1. 阈下抑郁

主　　穴：百会、印堂、合谷、太冲。

耳　　穴：心、肝或神门、胆。

配　　穴：肝气郁结者加膻中、期门，气郁化火者加行间，痰气郁结者加列缺，心脾两虚者加心俞、脾俞，心肾不交者加心俞、肾俞，失眠明显者加照海、三阴交。

操作方法：按操作规范执行。

2. 抑郁障碍

适 应 证：轻、中度抑郁障碍。

主　　穴：百会、印堂、合谷、太冲、心俞、肝俞。

配　　穴：肝气郁结者加膻中、期门，气郁化火者加行间、侠溪，痰气郁结者加列缺、阴陵泉、天突，心脾两虚者加脾俞，心肾不交者加肾俞，伴有焦虑者加神门、太溪、肾俞，伴有强迫症状者加胆俞，失眠明显者加照海、三阴交。

操作方法：按操作规范执行。

3. 睡眠障碍

适 应 证：轻、中度原发性失眠。

主   穴：百会、印堂、合谷、太冲、列缺、照海。

配   穴：心脾两虚证加脾俞、足三里，阴虚火旺证加肾俞、肝俞，心虚胆怯证加胆俞、丘墟，痰热内扰证加丰隆、大都，肝郁化火证加行间、肝俞，难入睡者加肾俞、胆俞，易早醒者加肝俞、肺俞。

操作方法：按操作规范执行。

4. 慢性疲劳综合征

适 应 证：慢性疲劳综合征。

主   穴：百会、印堂、合谷、太冲、中脘、下脘、气海、关元。

配   穴：肝气郁结证加膻中、期门，心肾不交证加神门、太溪，脾气虚弱证加太白、大包、章门，眠差者加安眠、照海，心悸、焦虑者加列缺、照海，健忘者加悬钟、水沟，头晕、注意力不集中者加四神聪、悬钟，咽痛者加列缺、照海，肌肉酸痛者加地机、大包。

操作方法：按操作规范执行。

5. 围绝经期综合征

适 应 证：轻、中度围绝经期综合征。

主　　穴：百会、印堂、合谷、太冲、三阴交、子宫、公孙。

配　　穴：肝肾阴虚证加照海、列缺，肾阳虚证加关元、命门、大椎，肾阴阳俱虚证加关元、命门、照海、列缺，胸闷者加膻中，烘热者加厥阴俞、三焦俞，怕热、怕冷者加肺俞、身柱，心慌者加心俞，焦虑、紧张者加胆俞、心俞，尿频、尿急者加膀胱俞。

操作方法：按操作规范执行。

6. 肠易激综合征

适 应 证：各种肠易激综合征。

主　　穴：百会、印堂、合谷、太冲、足三里、天枢。

配　　穴：寒滞胃肠者加神阙、公孙，食滞胃肠者加滑肉门、胃俞，肝气郁结者加膻中、阳陵泉，脾肾阳虚者加脾俞、肾俞、关元。

操作方法：按操作规范执行。

7. 帕金森病

适 应 证：帕金森病各期。

主　　穴：百会、印堂、风池、合谷、太冲、中脘、下
　　　　　脘、气海、关元、心俞、胆俞。

配　　穴：阴虚风动证加肝俞、肾俞，痰热动风证加丰
　　　　　隆，气血不足证加足三里，阳虚风动证加大
　　　　　椎、肾俞，震颤甚者加后溪、申脉、风府，
　　　　　强直明显者加肺俞、脾俞、肾俞，运动迟缓
　　　　　者加悬钟、大椎、命门，姿势平衡障碍者加
　　　　　外关、足临泣，汗多者加肺俞，便秘者加天
　　　　　枢、腹结，吞咽困难者加廉泉、天柱。

操作方法：按操作规范执行。

8. 纤维肌痛综合征

适 应 证：纤维肌痛综合征各期。

主　　穴：百会、印堂、合谷、太冲、脾俞、膈俞、胆
　　　　　俞、阿是穴。

配　　穴：气血两虚证加足三里、气海，肝肾不足证加
　　　　　肝俞、肾俞，瘀血痹阻证加血海、三阴交，
　　　　　肝气郁结证加璇玑、气海，疼痛在枕部、下
　　　　　颈部、斜方肌、冈上肌、肘关节部位属手三
　　　　　阳经者加三间、中渚、后溪，疼痛在臀部、
　　　　　股骨大粗隆、膝部属足三阳经者加束骨、足
　　　　　临泣、陷谷，疼痛在腰背部者加肺俞、肾

俞、心俞。

操作方法：按操作规范执行。

八 ｜ 注意事项

（1）针刺过程中注意调气。

（2）防止晕针，防止损伤内脏及神经。

（3）埋针须严格消毒，注意针刺方向，勿影响运动，注意留针时间。

（4）颜面及大动脉处、关节部位注意控制灸度。

（5）热象明显者只灸1壮。

九 ｜ 禁忌证

（1）皮肤感染溃烂、凝血障碍及有出血倾向者。

（2）孕妇的腹部、腰骶部，以及合谷、三阴交等穴位。

（3）患精神病等不能配合者。

十 ｜ 推荐阅读

［1］罗丁，伍亚男，蔡莉，等. 疏肝调神针刺法治疗
抑郁相关失眠的临床疗效［J］. 中国老年学杂
志，2017，37（15）：3837-3839.

［2］樊凌，符文彬，许能贵，等. 疏肝调神针灸方案
治疗抑郁症的随机对照研究［J］. 中华中医药杂

志，2012，27（4）：841-846.

［3］符文彬，樊莉，朱晓平，等．针刺治疗抑郁性神经症：多中心随机对照研究［J］．中国针灸，2008，28（1）：3-6.

［4］罗璧玉，符文彬．针灸疏肝调神法治疗抑郁症伴随颈痛躯体症状的临床疗效评价［J］．按摩与康复医学，2016，7（19）：22-23.

［5］刘渡舟，杨波．肝胆源流论［M］．北京：人民卫生出版社，2016.

［6］石学敏．中风病与醒脑开窍针刺法［M］．天津：天津科学技术出版社，1998.

第四章

心胆论治针灸技术

一 ┃ 概述

心胆论治针灸技术是选用心经、心包经、胆经相关的腧穴或心、胆、心包经的背俞穴、募穴配合，并运用整合针灸思维即"一针二灸三巩固"的模式来治疗疾病的针灸技术；是符文彬教授为解决临床疑难病症及疾病的难点，通过自身多年的临床研究和归纳所形成的针灸技术。其理论基础出自李梃《医学入门·脏腑相通篇》中五脏穿凿论："心与胆相通，肝与大肠相通，脾与小肠相通，肺与膀胱相通，肾与三焦相通，肾与命门相通，此合一之妙也。"

二 ┃ 理论基础

足少阳胆经经别"循胸里，属胆，散之上肝，贯心"；足少阳胆经"是动则病，口苦，善太息，心胁痛"；手少阴心经"是主心所生病者，目黄，胁痛，臑臂内后廉痛厥，掌中热痛"。以上说明心胆有经脉相通的物质基础，经脉脏腑相关、病候相应。

1. 从心胆论治痹

《灵枢·经脉》记载，胆经"主骨所生病者"；张介宾《类经·十二经之厥》有"少阳厥逆，机关不利，机关不利者，腰不可以行，项不可以顾。足之少阳，胆经也。机关者，筋骨要会之所也。胆者筋其应，少阳厥逆则筋不利，故为此机关腰项之病"，说明少阳胆经有调节骨关节、筋脉的功能。《素问·至真要大论》病机十九条指出"诸痛痒疮，皆属于心"；《素问·五常政大论》又有"其发痛，其脏心"，王冰注解时指出"痛由心所生"，疼痛是情志活动的表现，是神不安的体现，由于心藏神，故痛由心生。

2. 从心胆论治神

心为"五脏六腑之大主"，可驾驭调控各脏腑的功能活动；同时心主神明，主宰精神意识思维及情志活动，如《灵枢·本神》指出"所以任物者谓之心"，《素问·灵兰秘典论》有"心者，君主之官，神明出焉"。由于心主神明，主明则下安，主不明则十二官危，诸症丛生；胆为中正之官，主决断，其气通于心，正如《素问·六节藏象论》撰述"凡十一脏，取决于胆也"，若胆气不和，则五脏难安，故在神志方面，心胆二者往往相辅相成、相互为用。《灵枢·邪气脏腑病形》指出："胆病者，善太息，口苦，呕宿汁，心下澹澹，恐人将捕之。"这就是胆病及心的最好例证。一方面，胆主决断功能的正常发挥是在"心主神明"的统率下进行的，否则会出现"主不明则十二官危"的病变；另一方面，胆属木，心属火，木火相生，故心的任物功能又需要胆的决断作用才能正常行使，由此可见心胆统一于神志。

3. 从心胆论治风

哮喘、过敏性鼻炎、荨麻疹、湿疹等过敏性疾病，发病机制较为复杂，但均存在过敏原及先天禀赋不足两方面因素。过敏原通常具有明显的季节性和地域性，发作前常有鼻痒、咽痒咽干、咳嗽、皮肤瘙痒等症状，具有急性发作与缓解交替进行的发病过程，与中医学所谓"风"之表现相类似。中医学认为治风先治血、血行风自灭，选与心相关的穴位有行血祛风之功，《素问·至真要大论》指出"诸痛痒疮，皆属于心"。另外，过敏性疾病之所以反复发作，每每是由于痰饮瘀血内停所致，归根结底则是气机运行不畅引起的，故疏调气机为根本治法之一。因肝主疏泄，肝胆相表里，且少阳主枢，针灸与胆相关的穴位可疏调气机。心胆论治可以行血祛风、疏调气机，达到治疗过敏性疾病的目的。

三 | 常用穴位及基础治疗方案

1. 常用取穴

（1）心及心包经腧穴：如神门、少海、内关、郄门等。

（2）胆经腧穴：如阳陵泉、丘墟、足窍阴、足临泣等。

（3）背部腧穴：心俞、胆俞、厥阴俞、阳纲、膏肓、神堂。

（4）募穴：日月、巨阙、膻中。

2. 基础方

（1）一针：内关、阳陵泉、百会、印堂。

（2）二灸：四花穴、悬钟、涌泉。

（3）三巩固：埋针心俞、胆俞/厥阴俞、阳纲，耳穴心、胆。

四 | 操作规范

操作规范见图4-1。

五 | 技术要点

（1）心胆相关穴位的选取。

（2）针刺注重调气、调神。

（3）把握艾炷的大小，掌握艾灸的时间，注意控制灸量、灸度。

（4）注意皮内针的针刺方向。

六 | 适应证

1. 痛症

颈椎病、腰椎间盘突出症、膝骨关节炎、痛风性关节炎、类风湿关节炎等关节痛症。

操作前准备

器材准备：（0.25～0.30）mm×（25～40）mm一次性不锈钢针灸针、细软金黄的陈年艾绒、皮内针、线香、万花油、打火机、医用消毒液、消毒干棉球或棉签、快速手消毒剂等

选穴和体位：依据病症选取心经、心包经、胆经相关的腧穴或心、胆、心包的背俞穴及募穴等，根据选穴选取舒适的体位以便于操作

告知患者该技术的治疗目的及简单的操作过程

消毒

患者施术部位及医者双手消毒

操作

一针

进针：根据穴位采取不同的进针手法（单手进针法、双手进针法、管针进针法）、不同的进针方向、不同的进针角度（直刺、斜刺、平刺）、不同的进针深度

行针：行针的基本手法有提插法及捻转法，辅助手法有循法、弹法、刮法、摇法、飞法、震颤法，以得气为度，可采取不同的补泻手法

留针及出针：留针20～30分钟；左手用消毒干棉球压在针旁，右手缓慢地将针尖提至皮下，迅速出针并按压，防止出血

二灸（精灸）

定穴：选穴定位后，以棉签蘸取万花油标记穴位

施灸：将制作好的精灸艾炷放置于穴位上，以线香点燃，按照所需灸度，在不同时间点使用压手去除灰烬，继续易炷再灸，一般施灸1～3壮

除灰：灸毕，轻轻擦拭去除艾灰，熄灭线香

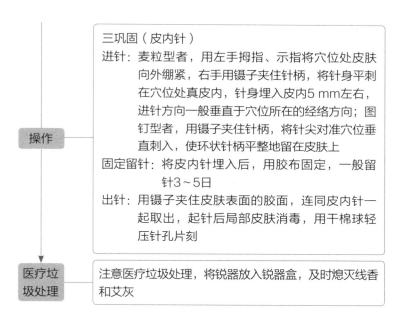

操作

三巩固（皮内针）

进针：麦粒型者，用左手拇指、示指将穴位处皮肤向外绷紧，右手用镊子夹住针柄，将针身平刺在穴位处真皮内，针身埋入皮内5 mm左右，进针方向一般垂直于穴位所在的经络方向；图钉型者，用镊子夹住针柄，将针尖对准穴位垂直刺入，使环状针柄平整地留在皮肤上

固定留针：将皮内针埋入后，用胶布固定，一般留针3～5日

出针：用镊子夹住皮肤表面的胶面，连同皮内针一起取出，起针后局部皮肤消毒，用干棉球轻压针孔片刻

医疗垃圾处理

注意医疗垃圾处理，将锐器放入锐器盒，及时熄灭线香和艾灰

图4-1 心胆论治针灸技术操作规范

2. 心脑疾病

抑郁障碍、强迫障碍、焦虑障碍、脑卒中后偏瘫、脑卒中后抑郁、帕金森病、面瘫等。

3. 过敏性疾病

哮喘、过敏性鼻炎、荨麻疹、过敏性湿疹等。

4. 耳疾

耳鸣、突发性耳聋、中耳炎等。

七 ┃ 临床应用

1. 骨质疏松症

适 应 证：原发性骨质疏松症各证型。

主 穴：内关、阳陵泉、心俞、胆俞、悬钟。

配 穴：行痹加风池、郄门，痛痹加中脘、肾俞，着痹加水分、脾俞，风湿热证加大椎、曲泽，瘀血痹阻证加膈俞、血海，肾精亏损证加关元、肾俞。

操作方法：四肢穴位按毫针操作规范执行，背俞穴、腹部穴位可使用精灸、刺络或埋针治疗，均按操作规范执行。

2. 颈椎病

适 应 证：除脊髓型颈椎病外的颈椎病。

主 穴：风池、颈百劳、完骨、肩井、内关、阳陵泉。

配 穴：足少阳经证加足临泣，督脉加水沟，足阳明经证加足三里，手阳明经证加合谷，足少阴经证加太溪，足厥阴经证加太冲，风寒湿证加天柱，气滞血瘀证加膈俞，痰湿阻络证加中脘，湿热痹阻证加液门、大椎。

操作方法：水沟及四肢穴位按毫针操作规范执行，风池、颈百劳、完骨、天柱、中脘可针刺或精灸，膈俞、大椎穴可使用精灸、刺络或埋针治疗，均按操作规范执行。

3. 焦虑障碍

适 应 证：轻、中度焦虑障碍。

主　　穴：百会、印堂、神门、心俞、胆俞、丘墟。

配　　穴：气郁化火证加行间、侠溪，心脾两虚证加脾俞，心肾不交证加肾俞、命门。

操作方法：头面、四肢穴位按毫针操作规范执行，背俞穴可使用精灸、刺络或埋针治疗，均按操作规范执行。

4. 荨麻疹

适 应 证：慢性荨麻疹反复发作。

主　　穴：内关、阳陵泉、血海、心俞、膈俞。

配　　穴：风热犯表证加大椎、风池，风寒束表证加风门、肺俞，肠胃积热证加天枢、大肠俞，气血两虚证加肺俞、脾俞，冲任失调证加公孙、气海。

操作方法：四肢穴位按毫针操作规范执行，背俞穴、腹部穴位可使用精灸、刺络或埋针治疗，均按操作规范执行。

5. 帕金森病

适 应 证： 帕金森病。

主 穴： 百会、印堂、外关、足临泣、心俞、胆俞、悬钟。

配 穴： 阴虚风动证加风池、肾俞，痰热动风证加风池、中脘，气血不足证加气海、足三里，阳虚风动证加大椎、肾俞，精神焦虑者加厥阴俞、阳纲。

操作方法： 四肢穴位按毫针操作规范执行，背俞穴、腹部穴位可使用精灸、刺络或埋针治疗，均按操作规范执行。

6. 强迫障碍

适 应 证： 单纯型强迫障碍及抑郁障碍伴强迫为主证。

主 穴： 内关、阳陵泉、心俞、胆俞、百会、印堂、水沟。

配 穴： 肝气郁结证加肝俞、太冲，肝郁化火证加肝俞、行间，心肾不交证加神门、肾俞。

操作方法： 四肢穴位按毫针操作规范执行，背俞穴、腹部穴位可使用精灸、刺络或埋针治疗，均按操作规范执行。

八 | 注意事项

（1）防止晕针，防止损伤内脏及神经。

（2）埋针须严格消毒，注意针刺方向，勿影响运动，注意留针时间。

（3）颜面、大动脉处及关节部位注意控制灸度。

（4）阴虚内热或阴虚阳亢者只灸1壮，选穴应尽量少。

（5）糖尿病血糖控制欠佳者避免灸井穴。

九 | 禁忌证

（1）皮肤感染溃烂、凝血障碍及有出血倾向者。

（2）孕妇的腹部、腰骶部。

（3）患精神病等不能配合者。

（4）炎性疾病高热者、脑出血急性期烦躁属肝阳暴亢者。

十 | 推荐阅读

［1］邓贤斌，葛小苏，符文彬. 符文彬运用针灸从心胆论治疾病的临床经验［J］. 辽宁中医杂志，2010，37（6）：1134-1136.

［2］符文彬，徐振华. 针灸临床特色技术教程［M］.
北京：科学出版社，2016.

［3］符文彬，黄东勉，王聪. 符文彬针灸医道精微
［M］. 北京：科学出版社，2017.

第五章

精灸技术

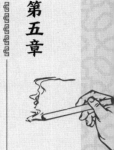

一 ┃ 概述

精灸技术是采用小米粒大小的艾炷于穴位上燃烧，以治疗全身疾病的灸类技术。它是符文彬教授在继承岭南针灸大师司徒铃灸法的基础上，对艾草选用、艾绒加工、艾炷制作等进行深入研究，不断完善精灸的理论和技术操作规范，创新发展而形成的。因其热力集中、透热迅速、耗时短、刺激量大，1壮可达到普通麦粒灸2~3壮之效，取其精而效验，故得其名。

二 ┃ 理论基础

精灸属于灸类技术，具有温经散寒、扶阳固脱、消瘀散结、防病保健的功能，对神经、代谢内分泌、免疫、呼吸、消化、循环等系统有良性调节作用，且有较好的镇痛、安神、抗抑郁作用。《黄帝内经》强调"针所不为，灸之所宜"，《医学入门》指出"药之不及，针之不到，必须灸之"，体现了灸法的重要性。但当代出现"国内重针轻灸或只针不灸，国外有针无灸"的状态，因此迫切需要对灸类技术进行革新。精灸技术是在传承经典的基础上，避免了传统艾灸壮数多、烟雾大、耗时久、灸量难以控制等缺点改良发展而成。一般认为影响灸量的关键因素是艾炷的大小、壮数和时间等。

1. 艾炷的大小

艾炷的大小是灸量控制的重要方面，其底面积大小除了影响艾炷的重量，还影响艾灸的刺激量。《小品方》《扁鹊心书》中认为"灸不三分，是谓徒哑""此为作炷，欲令根下广三分为适也""减此为不覆孔穴上，不中经脉，火气则不能远达"，认为艾炷的底面积不能太小，否则会影响热力的传入而造成疗效不佳。而《外台秘要》详述"小品方云：黄帝曰灸不过三分是谓从穴，此言作艾炷欲令根下阔三分也；若减此，则不覆孔穴，不中经脉，火气不行，不能除病也。若江东、岭南，寒气既少，当二分为准"，提出应根据情况灵活使用，不可拘泥于三分这个范围。唐代孙思邈指出了"艾炷务大"，但需要根据患者的个体情况决定艾炷的大小，"小弱，炷乃小作之，以意商量"。日本透热灸派的米粒灸强调用高质量的灸材制作艾炷，在压痛点、硬结处、经穴部进行施灸，使皮肤出现红晕或水泡来治疗疾病；精灸技术使用小米粒大小的艾炷（图5-1）进行艾灸，具有迅速透热、热力集中等特点，艾炷虽小，但也可达到治病目的。

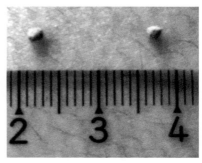

图5-1　精灸艾炷图

2. 艾灸壮数

壮数的多少往往受多方面因素的影响，如病情的轻重、疾病的性质、患者的耐受性、地域等。病情轻重是一个常见的参考因素，如《扁鹊心书》中"大病灸百壮……小病不过三五七壮"。病位在卫分、上焦、经络等位置轻浅者，不需要太多壮数的灸治；而随着疾病的深入，涉及血分、中下焦等位置较深者，则需要增加艾灸的壮数。另外，选穴部位不同、患者体质不同，艾灸壮数也有所区别，如《医学入门》有"针灸穴治大同，但头面诸阳之会，胸膈二火之地，不宜多灸。背腹阴虚有火者，亦不宜多灸。惟四肢穴最妙，凡上体及当骨处，针入浅而灸宜少；凡下体及肉浓处，针可入深，灸多无害"。另外，地域不同，对壮数的要求也不同，北方寒冷地区艾灸壮数可多，南方湿热地区壮数可少。

精灸技术的壮数虽少（一般只需1～3壮），但也能却病，所以简单地认为"灸量＝艾炷大小＋壮数＋时间"是不科学的，应该同时考虑病情轻重、病程长短、证候不同、体质敏感度、穴位的功能、穴位多少、热力作用点大小、透热集中程度及灸度等因素。

三 | 操作规范

操作规范见图5-2。

```
操作前          器材准备: 细软金黄的陈艾、万花油、线香、棉
准备                 签、打火机、盛灰碟等
              艾炷的制备: 用艾绒制作成底面直径2 mm、高3 mm
                   的圆锥形艾炷

              选择穴位和体位: 依据病症选穴, 并选择舒适且便
                   于操作的体位

              告知患者该技术的治疗目的及简单的操作过程

施灸           放置艾炷: 暴露穴位, 用棉签蘸取万花油涂在穴位
                   上, 将艾炷放在穴位上
              点燃艾炷: 用燃烧的线香点燃艾炷尖端, 任其自
                   燃, 当患者诉局部有灼热感(艾炷约燃
                   烧至2/3)时, 立即用镊子夹开艾炷, 此
                   为1壮, 易炷再灸
              控制灸量: 每次灸1~3壮
              控制灸度: 轻度以艾炷燃烧至1/2, 穴位皮肤红晕为
                   度; 中度以艾炷燃烧至2/3, 皮肤潮红为
                   度; 重度为艾炷燃尽, 穴位皮肤发白或
                   轻度发泡
              灸后处理: 灸后注意保持局部皮肤清洁干燥, 无须
                   特殊护理

医疗垃         注意医疗垃圾处理, 及时熄灭线香和艾灰
圾处理
```

图5-2 精灸技术操作规范

四 ┃ 技术要点

（1）选取精细的艾绒，推荐使用80∶1的黄金艾绒，即每80 g艾叶经加工制成1 g的精细艾绒。

（2）艾炷精小，为底面直径2 mm、高3 mm的圆锥形艾炷。

（3）取穴精准，因艾炷细小，取穴要正确。

（4）壮数精少，一般1～3壮。

（5）耗时以秒算，3～5秒。

（6）注意控制壮数、灸度，见图5-3。

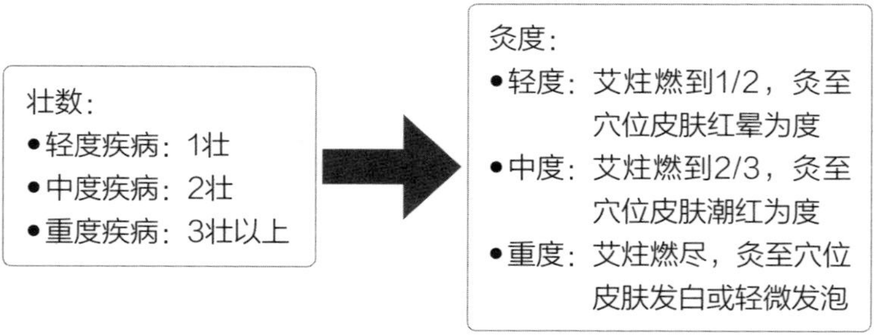

壮数：
- 轻度疾病：1壮
- 中度疾病：2壮
- 重度疾病：3壮以上

灸度：
- 轻度：艾炷燃到1/2，灸至穴位皮肤红晕为度
- 中度：艾炷燃到2/3，灸至穴位皮肤潮红为度
- 重度：艾炷燃尽，灸至穴位皮肤发白或轻微发泡

图5-3　艾灸的壮数、灸度

五 ┃ 适应证

1. 痛症

头痛、颈痛、面痛、肩痛、腕管综合征、腰椎间盘突出症、膝骨关节炎、痛风性关节炎、痛经、产后身痛等。

2. 脑病

中风、眩晕、面瘫、面肌痉挛、失眠、抑郁、焦虑、帕金森病、小脑共济失调、慢性疲劳综合征等。

3. 肝胆脾胃病症

呕吐、呃逆、消化不良、肠易激综合征、慢性胃炎等。

4. 肺系及过敏病症

哮喘、支气管炎、过敏性咳嗽、过敏性鼻炎、荨麻疹等。

5. 代谢内分泌疾病

肥胖症、高脂血症、高尿酸血症、糖耐量异常等。

6. 妇儿病症

月经病、围绝经期综合征、子宫肌瘤、多囊卵巢综合征、妇科恶性肿瘤术后或放化疗后调理、小儿抽动障碍、小儿遗尿、小儿发育不良等。

7. 养生保健

预防中风、调节血压、美容等。

六 ┃ 临床应用

1. 抑郁障碍

适 应 证：轻、中度抑郁障碍。

主 穴：膻中、期门、滑肉门、肺俞、膈俞、胆俞、涌泉。

配 穴：肝气郁结证加气海，肝郁脾虚证加中脘、脾俞、足三里，肝郁痰阻证加中脘、丰隆，心脾两虚证加巨阙、脾俞，气滞血瘀证加章门，心肾不交证加肾俞、神门，心胆失调证加神门、丘墟，肾虚肝郁证加肾俞、命门，伴有焦虑者加神门、丘墟、太溪，伴有强迫症状者加阳纲、丘墟，气郁化火证可加刺络心俞、肝俞。

操作方法：按操作规范执行，灸度为轻度到中度，1~2壮。

2. 睡眠障碍

适 应 证：各种原因引起的睡眠障碍。

主 穴：安眠、膈俞、胆俞、中脘、下脘、气海、关元、三阴交、涌泉。

配 穴：心脾两虚证加脾俞、巨阙，阴虚火旺证加肾

俞、命门、足三里，心虚胆怯证加神门、丘
墟，痰热内扰证加丰隆、曲池，难入睡者加
肾俞、章门，易早醒者加肝俞、肺俞，肝郁
化火证加心俞、肝俞刺络放血。

操作方法：按操作规范执行，灸度为轻度到中度，
1～2壮。

3. 过敏性咳嗽

适 应 证：过敏等原因导致的刺激性干咳。

主 穴：天突、定喘、肺俞、心俞、胆俞、中脘、
悬钟。

配 穴：风寒袭肺证加风门，痰湿蕴肺证加丰隆，燥
邪伤肺证加足三里，心咳者加巨阙，肝咳者
加期门，脾咳者加脾俞，肾咳者肾俞，膀胱
咳者加膀胱俞、中极，夜晚咳甚者加至阳、
身柱，白天咳甚者加孔最，过敏体质者加
内关。

操作方法：按操作规范执行，灸度为中度到重度，
2～3壮。

4. 面瘫

适 应 证：周围性面瘫。

主　　穴：风池、颈百劳、肺俞、心俞、胆俞、胃俞、中脘、大骨空、小骨空、阳陵泉、公孙、涌泉，患侧阳白、四白、太阳、地仓、颊车、牵正、翳风。

配　　穴：风寒证加大椎、合谷，风热证加曲池，风痰证加丰隆，气血不足证加足三里，颏唇沟歪斜者加承浆，眼裂变小者加申脉。

操作方法：按操作规范执行，面部穴位灸度为轻度，其他部位灸度为轻度到中度，1～2壮。

5. 功能性子宫出血

适 应 证：无其他器质性病变的功能性子宫出血。

主　　穴：列缺、气海、关元、子宫、脾俞、次髎、地机、隐白。

配　　穴：心脾两虚证加足三里、公孙，脾肾阳虚证加肾俞、命门、腰阳关，肝郁化火证配合肝俞刺络，气滞血瘀证加血海、章门。

操作方法：按操作规范执行，灸度为轻度到中度，2～3壮。

6. 预防中风

适 应 证：体质热证不明显者中风的预防。

主　　穴：风池、翳风、肾俞、中脘、足三里、悬钟、
内关、涌泉。

配　　穴：血糖偏高者加脾俞、胃脘下俞、关元俞、章
门、关元，血压异常者加命门，血脂偏高者
加脾俞、阴陵泉、章门，肥胖者加天枢、丰
隆、曲池，动脉斑块者加太渊、膻中、胆
俞，血液黏度高者加膈俞、胆俞。

操作方法：按操作规范执行，灸度为轻度到中度，
1~2壮。

7. 预防颈椎病复发

适 应 证：颈椎病反复发作。

主　　穴：风池、颈百劳、大杼、肾俞、中脘、关元、
悬钟、内关、涌泉。

配　　穴：寒湿证加脾俞、阴陵泉，气滞血瘀证加膈
俞、胆俞，痰湿证加脾俞、阴陵泉，肝肾不
足证加肝俞，气血虚弱证加足三里、胃俞，
头晕者加悬钟，上肢麻木者加心俞，失眠者
加安眠、列缺。

操作方法：按操作规范执行，灸度为轻度到中度，
1~2壮。

七 ｜ 注意事项

（1）颜面及大动脉处、关节等部位应注意控制灸度。

（2）阴虚内热或阴虚阳亢者只灸1壮，选穴应尽量少。

八 ｜ 禁忌证

（1）炎性疾病高热或局部疮疡、溃烂者。

（2）脑出血急性期烦躁属肝阳暴亢者。

（3）糖尿病者的四肢末端。

（4）妊娠妇女的腰骶部、下腹部。

九 ｜ 推荐阅读

［1］刘月，罗丁，李灵杰，等. 精灸技术——灸类技术的革新［J］. 中华中医药杂志，2017，32（5）：2186-2188.

［2］马瑞，罗丁，卢璐，等. 精灸治疗老年膝关节骨性关节炎的疗效［J］. 中国老年学杂志，2017，37（15）：3839-3840.

［3］凌宇. 精灸治疗抑郁相关失眠的临床研究［D］. 广州：广州中医药大学，2018.

［4］周俊合，李灵杰，卢璐，等. 不同精灸灸度治疗颈椎病颈痛的临床疗效研究［J］. 中华中医药杂志，2018，33（4）：1653-1656.

第六章

司徒氏针挑技术

一 | 概述

司徒氏针挑技术是在人体特定部位或穴位上用特制挑治针挑刺，挑断皮下的白色纤维样物或适当放一点血，以治疗疾病的一种针灸微创技术，又称为挑针、挑治。

"针挑"一词首见于晋代葛洪《肘后备急方·治卒中沙虱毒方》的"针挑取虫子"。《灵枢·官针》云"病在经络痼痹者，取以锋针""病在五脏固居者，取以锋针""半刺者，浅内而疾发针，无针伤肉，如拔毛状，以取皮气，此肺之应也""络刺者，刺小络之血脉也"。司徒氏针挑技术是《黄帝内经》中"锋针疗法""半刺法""刺络法"的综合发展。宋代《桂海虞衡志》载有广西少数民族治疗疾病的简便疗法，言"草子，即寒热时疫，南中吏卒小民，不问病源，但头痛不佳，便谓之草子。不服药，使人以小锥刺唇及舌尖出血，谓之挑草子"。清代郭右陶《痧胀玉衡》又云："一应刺法，不过针锋微微入肉，不必深入。"清代就已经有针挑治病的专著《济世神针》，书内设有"刀针砭石"法的专篇，成为针挑治病原理的阐释。清朝后期以来挑治在民间广泛流传，尤以岭南地区应用较多。岭南针灸大家司徒铃在继承传统理论的基础上，经过多年临床实践和总结，发展并规范了针具，他改良的"司徒氏钩状挑治针"拓展了应用范围，为针挑技术的发展做出了贡献。符文彬为司徒铃教授入室亲传弟子，其在继承先师的基础上，发展充实了司徒氏针挑技术的理论，他改良的"钩状挑治针"和"一次性钩状挑治针"获得两项专利，为针挑技术的推广和应用做了大量工作。

二 │ 理论基础

针挑疗法的治病机制早在《灵枢·九针十二原》中就有论述"满则泄之，宛陈则除之，邪胜则虚之"。中医学认为，人之气血在脉管中流行，顺流不息，如环无端，才能充养周身脏腑、皮肉筋骨，保持阴阳平衡，若气血流通不畅，瘀积于脉络，脏腑四肢百骸濡养不足，则产生多种多样的病理症状。司徒氏针挑技术基于"宛陈则除之"法则，以通为用，以通为调，在人体皮部经脉针治点上进行挑治，挑断皮下纤维组织样物或适当放一点血，不但可以疏通经气，而且可清除瘀滞，使气血流通，清除有害代谢物质，以保证经气流畅无阻，脏腑四肢百骸得以滋润而功能旺盛，疾病乃除。正如《灵枢·经脉》所说"脉道以通，血气乃行"。《素问·调经论》所言"五脏之道，皆出于经隧，以行血气，血气不和，百病乃变化而生""神有余，则泻其小络之血，出血勿之深斥，无中其大经，神气乃平"，此之谓也。

三 ｜ 针具选择

常用针挑工具有三棱针、大号注射针头、锋钩针、司徒氏钩状挑治针（图6-1）等。

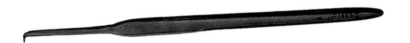

图6-1　司徒氏钩状挑治针

四 ｜ 挑治穴位或部位

（一）以背俞穴为主挑治

挑治部位应根据辨证论治的原则，运用经络、脏腑、八纲辨证，明确其病位属于哪一经脉、哪一脏腑，在病位近部选择对所治病症有相应治疗作用的穴点区进行挑治。脏腑病以背俞穴为主，《灵枢·背俞》不仅载有心俞、肺俞、肝俞、脾俞、肾俞的定位，并且总结了五脏背俞穴不仅能够治疗相应的内脏疾病，同时还可以治疗内脏所属器官的疾病，正如"有诸于内，必行于外"。

（1）穴位挑刺：根据病情需要，选取与各种疾病关系密切，且具有相应作用的穴位进行挑刺。如肺系病症选肺俞为主，根据肺气通于喉，喉是肺之所属器官，慢性咽喉炎可取肺俞配病位近部的廉泉；治疗与心相关的病症选心俞为主；治疗与肝相关的病症选肝俞为主；治疗与脾胃相关的病症选脾俞为主；治疗与肾相关的病症选肾俞为主。痔疮属于与大肠相关的病症，选大肠俞和病位附近的长强穴。

（2）选点挑刺：背俞穴是脏腑经气输注于背部的腧穴。《灵枢·背俞》提出了背俞穴的穴名和部位，并提出了背俞穴定穴的客观指标是"按其处，应在中而痛解"的阳性反应现象。参考《难经》"阴病行阳，阳病行阴"的论述，可知内脏有疾可反映到相应的背俞穴上，临床可通过观察背俞穴处的异常反应来分析推断某经某脏腑病的虚实，指导临床。根据《灵枢·背俞》取背俞穴时，可在所选穴位的区域寻找阳性反应点。临床上在所选穴位区域，用指腹触及皮下结节或条索状的突起，形似圆形，大小、颜色不等，压之不褪色的阳性点作为挑刺点。如肺病，不在肺俞穴挑治，而在肺俞穴附近寻找阳性反应点进行挑治。

有些疾病需要在病位有关的区域找点挑刺，而某些病不是找一点，是要在该区域或有关的区域多找几点挑刺才能治愈。例如，治疗肛门及会阴部疾患时，越靠近下腰部选点效果越好；又如肌肉群发生顽固痹痛，在疼痛的部位选一阳性点未能解除病痛，就需要于所在区域或肌群选点进行挑治才能取得较好疗效。

（二）以夹脊穴为主挑治

在长期临床实践中发现，夹脊穴治疗的病症与背俞穴相似。所以，也可以选取夹脊穴为挑治点。

第一颈椎至第七颈椎（$C_1 \sim C_7$）夹脊穴主治头面颈项诸器官病症。

第三颈椎至第七胸椎（$C_3 \sim T_7$）夹脊穴主治胸腔内脏及上肢病症。

第八胸椎至第十二胸椎（$T_8 \sim T_{12}$）夹脊穴主治上腹部内脏病症。

第十胸椎至第二骶椎（$T_{10} \sim S_2$）夹脊穴主治腰部和下腹部内脏病症。

第二腰椎至第四骶椎（$L_2 \sim S_4$）夹脊穴主治肛门部和下肢部病症。

（三）以痛为腧作痛点挑治

在病变的部位选取局部痛点来挑治。

五 ┊ 操作规范

操作规范见图6-2。

操作前准备
- 器材选择：钩状挑治针、三棱针、注射针头、注射器、医用消毒液、无菌棉签、无菌敷料、0.5%利多卡因注射液等
- 选穴及体位：根据病情选择不同的穴位或部位，常用背俞穴、夹脊穴、阿是穴等；选取舒适且便于操作的体位，常选用俯卧位或俯伏坐位等
- 告知患者该技术的治疗目的及简单的操作过程

消毒
- 医者双手、患者施术部位消毒

麻醉
- 0.5%利多卡因注射液在穴位点皮下注射呈皮丘状，每点注射约0.1 mL

操作
- 定点：局部麻醉注射皮丘的最高点
- 进针：用挑治针直接刺入皮肤到皮下组织
- 挑治：在皮下组织横向挑破2~3 mm，再深入皮下迅速将白色纤维样物挑起，做左右挑拔动作或将纤维样物挑断。然后再按上法行第2针，直到把挑治点的皮下纤维组织挑断完为止
- 挑治度：每穴行挑治动作5~10次，严重者可适当增加挑治次数，尽数挑断皮下纤维组织
- 挑治量：每次选4~10穴，每周1~2次
- 术口处理：完成挑治后再次消毒局部挑治点，盖上无菌敷料

医疗垃圾处理
- 注意医疗垃圾处理，将锐器放入锐器盒

图6-2 司徒氏针挑技术操作规范

六 ｜ 技术要点

（1）正确选取挑治穴位或部位。

（2）局部麻醉要将局部皮肤注射为皮丘状。

（3）挑治时挑针深入把皮下的白色纤维样物挑断，做到稳、准、快。

（4）控制好挑治度，把皮下白色纤维样物挑断为止，重复挑治动作5～10次。

七 ｜ 适应证

1. 痛症

偏头痛、三叉神经痛、枕神经痛、颈椎病、肩周炎、肋间神经痛、腰椎间盘突出症、强直性脊柱炎、类风湿关节炎、膝骨关节炎、肌筋膜疼痛综合征、带状疱疹后遗神经痛等。

2. 肺系病症

慢性咽喉炎、支气管哮喘、慢性支气管炎、过敏性鼻炎、过敏性湿疹、荨麻疹、顽固性色素沉着、特应性皮炎等。

3. 心脑病症

脑卒中后偏瘫或感觉障碍、癫痫、抑郁障碍、双向情感障碍、面肌痉挛、肌张力障碍、外伤性截瘫等。

4. 妇科与肾、膀胱病症

不孕症、慢性盆腔炎、子宫内膜异位症、多囊卵巢综合征、慢性前列腺炎、前列腺肥大、不育症等。

5. 其他病症

甲状腺肿大、痔疮、顽固性呃逆、慢性结肠炎等。

八 | 临床应用

1. 脑卒中

适 应 证：脑卒中后痉挛性偏瘫。

主　　穴：颈百劳、翳风、膈俞、胆俞、脾俞、肾俞。

配　　穴：肝阳暴亢证加肝俞、心俞，风痰阻络证加中脘，痰热腑实证加胃俞、大肠俞，气虚血瘀证加肺俞，阴虚风动证加命门，上肢偏瘫者加大椎、肩髃，下肢偏瘫者加腰阳关、居髎，失语者加心俞，高血压者加肝俞。

操作方法：按照操作规范执行。

2. 偏头痛

适 应 证：偏头痛。

主　　穴：膈俞、胆俞、翳风。

配　　穴：肝阳上亢证加肝俞，痰浊证加脾俞，瘀血证加章门，肾虚证加肾俞，血虚证加胃俞，发作期加太阳。

操作方法：按照操作规范执行。

3. 颈椎病

适 应 证：颈椎病。

主　　穴：颈百劳、大椎、肩中俞、肩井、心俞。

配　　穴：足少阳经证加胆俞，足阳明经证加胃俞，手阳明经证加大肠俞，足少阴经证加肾俞，足厥阴经证加肝俞，风寒湿证加风池，气滞血瘀证加膈俞，痰湿阻滞证加中脘，湿热阻滞证加三焦俞，肝肾亏虚证加肾俞，气血亏虚证加胃俞，上肢麻木者加肩髃。

操作方法：按照操作规范执行。

4. 癫痫

适 应 证：癫痫间歇期。

主　　穴：大椎、长强、鸠尾、肝俞、风池。

配　　穴：痰火扰神证加厥阴俞，风痰闭窍证加脾俞、中脘，血虚风动证加膈俞，心脾两虚证加心俞、脾俞，肝肾阴虚证加肾俞，瘀阻脑络证加膈俞，病在夜间发作者加肺俞，白天发作者加膀胱俞，发作频繁者加筋缩，久病者加膈俞。

操作方法：按照操作规范执行。

5. 哮喘

适 应 证：支气管哮喘间歇期。

主　　穴：肺俞、天突、鸠尾、大椎、膈俞。

配　　穴：寒哮证加风门，热哮证加心俞，肺气虚证加胃俞，脾气亏虚证加脾俞，肾气亏虚证加肾俞，久病者加章门，痰多者加中脘。

操作方法：按照操作规范执行。

6. 痔疮

适 应 证：痔疮。

主　　穴：大肠俞、长强、腰俞、承山。

配　　穴：风伤肠络证加风门、肺俞，湿热下注证加三焦俞，脾虚气陷证加脾俞、会阳。

操作方法：按照操作规范执行。

九 ｜ 注意事项

（1）要做好患者的宣教工作，消除其紧张、恐惧心理。

（2）挑治时应注意无菌操作，注意创口保护，预防感染。

（3）针挑也会出现晕针，要注意预防和处理。

（4）挑破皮肤后，针尖应在原口部位挑刺，不要在创口上下挑，防止皮损过大伤口难愈合。

十 ｜ 禁忌证

（1）出血性疾病或其他出血倾向、凝血障碍者。

（2）局部皮肤溃疡感染、恶性肿瘤者。

（3）妊娠期妇女。

（4）严重肝肾功能不全、心脏病、糖尿病血糖控制差、肺结核、高血压危象者。

（5）患严重精神病不能配合者。

十一 ｜ 推荐阅读

［1］许能贵，符文彬. 临床针灸学［M］. 北京：科学出版社，2015.

［2］符文彬，徐振华. 针灸临床特色技术教程［M］. 北京：科学出版社，2016.

［3］符文彬. 司徒铃针灸医论医案选［M］. 北京：科学出版社，2012.

［4］符文彬，黄东勉，王聪. 符文彬针灸医道精微

[M].北京：科学出版社，2017.

[5]米建平.挑针疗法[M].北京：中国医药科技
出版社，2012.

[6]符文彬.司徒铃学术精华与临床应用[M].广
州：广东科技出版社，2021.